AF581363

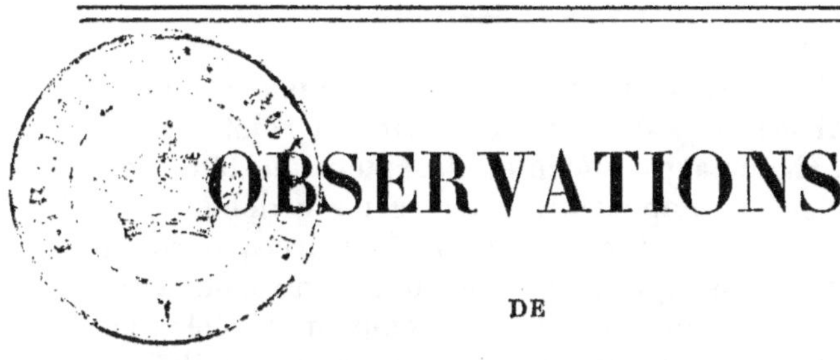

OBSERVATIONS

DE

MÉNINGITE TUBERCULEUSE,

SUIVIES

DE RÉFLEXIONS SUR LE DIAGNOSTIC

DE CETTE MALADIE ;

PAR M. MALHERBE, D.-M.

PREMIÈRE OBSERVATION.

Un jeune orphelin, âgé de 12 ans, employé à l'Hôtel-Dieu comme enfant de chœur, fut atteint, dans les premiers jours de février 1841, d'une scarlatine d'intensité médiocre, qui n'offrit rien d'extraordinaire dans sa marche ni dans ses symptômes ; il sortit le 21 février de la salle 6, où il avait été traité ; mais, depuis, il fut toujours languissant.

Dans les derniers jours de mars, il éprouva une céphalalgie sus-orbitaire très-intense ; on lui fit une saignée qui le soulagea momentanément. Enfin, le 28 mars, il rentra à la salle 6.

Depuis 36 heures environ, vomissements continuels, tout ce qui est ingéré dans l'estomac est rejeté immédiatement. Céphalalgie violente, pesanteur de tête, paupières abaissées, impossibilité de se tenir debout : air de souffrance et de stupidité. Dans la soirée, perte de connaissance, assoupissement profond, entrecoupé par du délire et des cris plaintifs fréquemment répétés; pupilles dilatées, pouls lent, irrégulier, point de chaleur fébrile. Epigastre douloureux au toucher, langue pâle et humide. (Prescription : 12 sangsues derrière les oreilles, potion avec huile de ricin 30 grammes.)

Les sangsues saignèrent assez bien et soulagèrent le malade; la potion provoqua 2 ou 3 selles.

Le lendemain matin, 29, le malade est un peu mieux. Il a recouvré la connaissance; mais ses réponses sont lentes et la céphalalgie est encore très-forte. (Bouillon de veau, tisane de gomme sucrée; 30 sangsues autour de la tête.)

30, mieux sensible: diminution de la douleur de tête, lenteur du pouls. (Même prescription que la veille.)

Vers 3 heures de l'après-midi, les symptômes s'exaspèrent. Le malade se plaint beaucoup toute la nuit.

31, même état que la veille. (Bouillon de veau, tisane de gomme sucrée, cataplasme sinapisés, aux pieds, 3 fois dans la journée; bain, avec application d'eau froide sur la tête.

Le 1.er avril, le malade est toujours assoupi; quand on le tire de son sommeil, il répond d'un air stupide et étonné; cependant, il demande à manger; le pouls est toujours lent. (Même prescription, et de plus seton à la nuque et demi-lavement purgatif.)

Dans le milieu du jour, réaction fébrile, agitation, peau chaude, figure rouge,

2 avril, au matin, même état que la veille. (Même prescription.)

Quelque temps après le bain, assoupissement profond d'où on ne peut tirer le malade, qui ne répond plus à aucune question.

3, au matin, réponses nettes; le malade dit qu'il est mieux, et néanmoins il continue à se plaindre sans cesse, il souffre de la tête ; mouvements automatiques ; pupilles dilatées, pouls très-fréquent, mais régulier. (Même prescription, moins le bain.)

4, pupilles dilatées, la gauche plus que la droite ; du reste, même état. (Même prescription.)

5. Agitation toute la nuit dernière. Ce matin, affaissement notable, les pupilles sont encore inégalement dilatées ; mais la différence est moindre que la veille. Délire continuel ; les cris de la nuit ont été remplacés par des plaintes moins bruyantes, mais incessantes. Point de paralysie du mouvement ni du sentiment ; il porte les mains aux parties génitales, celles-ci ne sont le siége d'aucune excitation. Pouls plus fréquent encore qu'hier, soif plus vive qu'au début, langue sèche, selle naturelle.

6. Depuis hier, l'agitation, qui a recommencé peu de temps après la visite, a duré jusqu'à 2 heures du matin. Pendant tout ce temps, le malade glisse vers le pied du lit. Depuis 2 heures du matin, perte complète de connaissance, quelques légers mouvements automatiques, point de contracture, résolution des quatre membres. Le malade a l'air de dormir les yeux à moitié ouverts, les pupilles offrent toujours la même inégalité de dilatation. Pouls toujours très-fréquent, peau de chaleur naturelle.

Dans la soirée, même état, de plus, la langue se dévie à droite, quand on la fait tirer au malade ; du reste, aucun autre signe d'hémiplégie.

7. L'état du malade s'est encore aggravé depuis hier ; cependant, il répond un peu aux questions. Plaintes continuelles, carphologie, face violacée, livide, l'extrémité des doigts participe de cette coloration, une sueur d'expression couvre tout le corps. Respiration haute et embarrassée ; le malade meurt dant la journée, vers une heure après midi.

Pendant les trois derniers jours de la maladie, on n'a plus donné de bains ; le malade a fait usage des mêmes boissons, et on a appliqué sur les membres inférieurs des révulsifs consistant en cataplasmes sinapisés, fréquemment répétés, et 2 vésicatoires aux mollets.

Autopsie faite environ 17 heures après la mort.

Amaigrissement assez prononcé. Crâne bien développé; la voûte enlevée, la dure-mère présente une couleur violacée, due en partie à ce que les vaisseaux sous-arachnoïdiens paraissent à travers ; en partie à une injection fine très prononcée dont elle est le siége. Le sinus longitudinal supérieur contient un caillot non adhérent, ne remplissant pas la cavité, partie sanguin, partie fibrino-couënneux, tendant à passer à l'état grumeleux. Les sinus latéraux contiennent des caillots semblables et de plus du sang semi-fluide qui s'écoule, quand on les ouvre. Tous les autres sinus sont gorgés de sang liquide.

L'arachnoïde de la convexité se fait remarquer par sa sécheresse et par le grand nombre de vaisseaux veineux gorgés de sang qu'on aperçoit au travers. Les circonvolutions semblent comme aplaties. A la base du crâne on trouve une assez grande quantité de sérosité limpide et tout-à-fait incolore, les ventricules dilatés en contiennent aussi une notable quantité, on peut évaluer la totalité de l'épanchement séreux à 125 grammes.

Sur l'extrémité antérieure de l'hémisphère gauche, à la face convexe, existe une légère ecchymose sous-arachnoïdienne. La transpareuce et l'épaisseur de l'arachnoïde ne sont pas notablement altérées. La pie-mère est sur toute la surface de l'encephale notablement épaissie ; et, dans un grand nombre de points, elle adhère à la substance corticale dont une couche s'enlève par larges pelures, quand on cherche à détacher les membranes. Cette adhérence offre, du reste, ceci de remarquable que les portions de pie-mère qui s'introduisent dans les anfractuosités unissent ensemble les circonvolutions contiguës par suite de l'adhérence que cette membrane a contractée avec la substance cérébrale. Cette lésion s'observe sur la face convexe des hémisphères le long de la grande scissure et dans toute la partie de cette fente qui répond aux lobes antérieurs du cerveau.

Dans la plus grande partie de son étendue, la pie-mère est parsemée de tubercules petits, lenticulaires, qui, dans quelques points où ils sont réunis en grand nombre, ont un plus grand volume. On les trouve en abondance sous cette dernière forme dans les scissures de Sylvius et tout le long de la grande fente de Bichat, où ils forment des masses de 7 à 8 millimètres d'épaisseur. Ils sont nombreux sur la protubérance et sur la moëlle allongée, et en général à la face inférieure du cerveau. Ils existent aussi en grand nombre dans toute la grande scissure et à la face convexe des hémisphères, sur laquelle ils cessent de chaque côté à 4 ou 5 centimètres environ de la scissure. Deux rangées de grains bien plus gros existent aussi des deux côtés dans toute la longueur de la face supérieure du cerveau.

Sur le cervelet, la pie-mère est d'autant plus épaisse et farcie de tubercules, qu'on l'examine plus près de la partie antérieure de cet organe et de sa jonction avec les autres parties de l'encephale ; son épaisseur va en diminuant jusque vers le bord postérieur, point où il n'existe plus de tubercules. Tous ces tubercules sont de consistance demi-cartilagineuse, aucun n'offre de traces de ramollissement. Partout, excepté dans les points où ils forment des masses d'une notable épaisseur, ils sont disposés en chapelet suivant le trajet des vaisseaux et sur leurs parois mêmes.

Tous les vaisseaux de la pie-mère sont gorgés de sang.

La substance du cerveau n'offre pas une injection en rapport avec celle des membranes. Sa couleur est à peu près normale. A la face convexe, la substance corticale offre un ramollissement de sa couche superficielle qui s'enlève par larges plaques avec les membranes auxquelles elle adhère. La couche mise à nu par cette perte de substance ne semble pas du tout hypérémiée. Le même ramollissement existe sur les circonvolutions de la partie antérieure de la grande scissure ; ailleurs, cette substance est de consistance normale.

Les parties centrales blanches, la voûte à trois piliers et la surface interne des ventricules sont notablement ramollies; le reste de la substance blanche est assez ferme, la protubérance et la queue de la moelle allongée présentent même une fermeté qui contraste fortement avec la mollesse du centre.

La pie-mère de la face postérieure de la moelle offre un certain nombre de très-petits tubercules ; la moelle elle-même ne diffère pas de l'état normal, seulement les tissus environnants offrent une forte injection vasculaire.

Poitrine. A l'ouverture du péricarde, il s'écoule du pus, dont la quantité est évaluée à 30 grammes. Les deux feuillets de cette séreuse sont couverts de fausses membranes qui n'y adhèrent nulle part, et qui s'offrent sous la forme de larges plaques, ou de points peu volumineux. Au-dessous, la membrane présente de l'injection fine et un pointillé rouge pâle. Le cœur est de volume naturel, les cavités droites contiennent un caillot presque entièrement fibrino-couenneux qui les remplit à peu près complétement. Ce caillot ne se prolonge pas dans l'artère pulmonaire qui est remplie de sang noir à demi-coagulé. Les cavités gauches contiennent un caillot plus petit, fibrineux, semblant passer à l'état grumeleux et du sang liquide. On n'observe rien d'anormal dans les cavités droites, la valvule mitrale offre de nombreux points cartilagineux, saillants, peu volumineux, les valvules aortiques contiennent à leur insertion au vaisseau une lame ossifiée.

Plusieurs ganglions bronchiques énormément engorgés sont farcis de matière tuberculeuse qui passe au ramollissement. Les bronches contiennent une grande quantité de mucus purulent (Les secousses imprimées au cadavre pour l'ouverture du rachis, avaient déjà donné lieu à l'écoulement par la bouche de beaucoup de ce même mucus).

Si l'on presse entre les doigts une petite portion de poumon, on voit suinter le même liquide par l'ouverture des plus petites bronches. Du reste, pas de traces de tubercules dans la substance des poumons. Ces deux organes présentent un fort engouement sanguin, surtout vers la partie postérieure.

La rate contient quelques petits tubercules disséminés; il en existe aussi, mais en très-petit nombre dans les ganglions mésentériques, qui sont d'ailleurs peu développés.

Les autres organes n'offrent rien de remarquable.

Cette observation est un exemple de la forme que Guersant désigne sous le nom de méningite tuberculeuse aiguë régulière, comme on le voit par la marche que la maladie a suivie et par sa durée qui représente précisément la moyenne de temps trouvée par cet auteur (14 ou 15 jours).

C'est dans les cas analogues à celui-ci que les trois périodes admises par les auteurs s'observent surtout d'une manière tranchée. En effet, si nous examinons l'ordre de succession des symptômes chez notre malade, nous voyons d'abord un état de langueur à la suite de la scarlatine, expression d'une maladie chronique probablement préexistante, et dont la marche a été activée par la fièvre éruptive; puis, dans les derniers jours de mars, l'apparition de la céphalalgie frontale signale le commencement de la première période de la maladie aiguë qui doit terminer la scène. Une saignée soulage momentanément le malade, puis la céphalalgie revient plus intense, s'accompagne de vomissements, de troubles dans les fonctions locomotives et intellectuelles. Cinq à six jours après le début de la céphalalgie, le 28 mars, apparaissent les symptômes de la 2.e période, perte de connaissance, cris, délire, lenteur du pouls, etc.

Du 1.er au 3 avril, légère amélioration; cependant le pouls redevient fréquent et annonce l'invasion de la 3.e période. A partir de cette époque, aggravation progressive de tous les symptômes, agitation, paralysie partielle de la langue, abolition de plus en plus complète des fonctions intellectuelles, puis, dans les derniers instants, trouble de la respiration.

Une particularité qui mérite d'être remarquée, c'est

l'épanchement purulent trouvé dans le péricarde chez un sujet dont la maladie cérébrale avait été précédée d'une scarlatine. De tous les auteurs qui ont écrit, soit sur l'hydrocéphale aiguë, soit sur la méningite tuberculeuse, Coindet est le seul qui parle de la lésion du péricarde; il signale, dit M. Dezeimeris (1), comme un fait remarquable, un épanchement dans le péricarde, dont on n'a souvent aucun motif de soupçonner l'existence, mais qui s'est quelquefois annoncé par une chaleur remarquable dans la région du cœur. Je regrette beaucoup de n'avoir pu consulter le travail original de M. Coindet, car il serait important de savoir si quelque fièvre éruptive n'avait pas précédé de peu de temps l'hydrocéphale aiguë, dans les cas où l'épanchement dans le péricarde a été trouvé. Il faut noter d'ailleurs que ni Dance dans son mémoire sur l'hydrocéphale aiguë des adultes, ni M. Guersant dans son article Méningite, du Dictionnaire de Médecine, ne font la plus légère mention de cette complication. Dans notre observation, aucun symptôme n'a fait soupçonner la présence du pus dans le péricarde, circonstance qui nous semble propre à justifier le rapport de causalité que nous établissons entre cette lésion et la scarlatine, à la suite de laquelle les affections latentes des séreuses s'observent si fréquemment.

L'influence exercée ici par la scarlatine est tout à fait évidente, car avant son développement, la santé de l'enfant paraissait tout à fait bonne. Nous avons eu plusieurs occasions de constater combien les fièvres éruptives activent la marche des tubercules dans les méninges comme dans les autres organes, et une grande partie des observations de méningite tuberculeuse chez les enfants font mention de cette circonstance.

---

(1) Hist. de la Méd. depuis 30 ans, Arch. gén. de Méd. 1829, t. xxi.

DEUXIÈME OBSERVATION.

(Salle 16, n.° 46. — Observation communiquée par M. Bonamy.)

Péricardite tuberculeuse, tubercules dans les méninges du cerveau, dans les glandes bronchiques et pulmonaires; point dans le parenchyme des poumons.

Samuel, Jean, fusilier au 72.e de ligne, entré le 15 avril 1841 (salle 14), âgé de 25 ans. Fièvre intermittente à Rochefort pendant 9 mois, jusqu'au mois de septembre 1840; depuis lors santé chancelante; tout-à-fait malade depuis le milieu de février 1841; traité à l'hôpital de Savenay, où on diagnostique une affection du péricarde. Il avait une douleur à la région précordiale et des palpitations.

A son entrée à l'Hôtel-Dieu, teint plombé, matité splénique, 9 à 11 centim.; pouls précipité, langue pâle. M. Marcé ne constate rien d'anormal à la percussion, non plus qu'à l'auscultation des régions pulmonaires et cardiaques. (Tartre stibié, 5 centigrammes.)

24 avril. Nouvelle exploration, sonorité égale à droite et à gauche, cependant respiration évidemment moins complète à gauche qu'à droite. Toux fréquente, tuméfaction d'une glande cervicale à droite. La matité splénique semble avoir diminué. (Vésicat. au côté gauche.)

1.er mai. Bouche mauvaise, vomitif.

9, 10, 11 mai. Sulf. quin. opiacé.

Passé le 15 mai à la salle 16.

20 mai. Exploration du cœur, matité étendue à la région précordiale, auscult., bruit de frottement coïncidant avec les deux bruits du cœur, intensité des bruits normaux ordinaires, impulsion normale.

Son un peu obscur dans la région claviculaire droite. Auscult., rég. claviculaires, à droite, respiration rude, inégale, puérile dans quelques points. A gauche, respiration puérile plus étendue qu'à droite avec expir. longue et bruyante. Point de résonnance de la voix.

Dans le reste du thorax, sonorité, bruit vésiculaire rude; toux fréquente, oppression intense, crachats clairs, pouls petit, serré, frissons presque continuels, fièvre toujours plus forte le soir. (Péricardite chronique.) Peau pâle, terne, face anxieuse. (Prescription : large vésicat., rég. précord., sulfate de magnésie 25 grammes; depuis quelques jours il prend des toniques.

24. Même état général, pouls irrégulier, mou, petit; battements du cœur peu sonores, irréguliers; le bruit de frottement n'a duré que deux jours; il n'en reste plus trace.

4 juin. Œdème des jambes. (Nouveau et large vésicatoire à la région sternale.)

7 juin. Pouls toujours très-irrégulier, pulsations inégales, quelques-unes effacées. Cette faiblesse du pouls est notable surtout après les efforts de toux. Celle-ci est quinteuse, arrêtée, rentrante, comme s'il existait un obstacle dans les parties supérieures de l'arbre aérien. (Larynx, trachée ou grosses bronches.) Quand les quintes sont fortes, le visage devient violacé.

10 juin. Orthopnée, anxiété, pâleur extrême de la face qui est bouffie, nécessité d'être toujours assis, même pouls, peau froide.

Percussion, rég. précordiale, son mat dans une étendue de 15 centimètres en hauteur, et presque autant en travers. Battements du cœur peu sensibles, aucun bruit anormal, œdème des jambes augmenté, dyspnée extrême, accès d'oppression menaçant la nuit. (Vésic. de 15 centimètres, rég. précordiale, 2 vésic. de 12 centim. aux jambes, pg. oxymel scill. 40 grammes, gs. nit. 3 gram. (*bis.*)

11 juin. Diminution de l'oppression et des autres accidents. On suspend l'oxymel scillitique et le nitre, 3 pil. fébrif. op.

12 et 13. L'amélioration se soutient; cependant chaque soir accès de dyspnée avec quintes de toux sèche, arrêtée; le matin, tous ces symptômes diminuent. (Même prescription que le 11).

18. Vésicat. du thorax à-peu-près sec. Du 18 au 24,

aggravation ; ce dernier jour, au soir, accès de suffocation, dyspnée extrême ; depuis plusieurs jours, l'anasarque fait de grands progrès. La peau paraît tendue, ascite considérable. Son également mat à la région précordiale. Sous les clavicules et sur les deux faces latérales de la poitrine, son bon, râle sonore. (Vésicat. sternum, nitre 8 grammes dans 2 litres de tisane, oxymel scillitique 40 grammes.)

30. Quelques crachats rouillés. Son mat du côté gauche, latéralement et en arrière. Respir. obscure avec râle crépitant étendu dans ces régions. Râle sibilant sur le devant de la poitrine. Toux convulsive, arrêtée, parfois sifflante. Voix enrouée, éteinte. Même matité précordiale. Progrès de l'anasarque. Pouls presque effacé ; la persistance de la vie est difficile à comprendre.

Du 1.er au 10 juillet, continuation de la dyspnée qui est extrême. Toux, crachats sanglants, même état de la voix. Son mat des deux côtés de la poitrine et en arrière. Bruit respiratoire entendu seulement en haut. De plus, presque tous les jours accès épileptiformes. Il perd connaissance pendant quelques minutes; sa face devient violacée; ses bras sont agités de violentes convulsions, ainsi que les muscles de son visage ; il n'écume pas, il n'a jamais été épileptique. Le système nerveux du malade est constamment dans un état de forte surexcitation. Il se plaint sans cesse, s'agite, réclame des opérations pour être soulagé. Anasarque toujours très-prononcée. Mort le 15 juillet dans le même état.

Nécropsie 30 *heures après la mort.*

Examen extérieur. Cadavre pâle, infiltré, abdomen volumineux. Son mat des deux côtés de la poitrine, mais dans une plus grande étendue à droite qu'à gauche. Matité précordiale 12 centimètres en hauteur se confondant, sur les côtés, sans interruption, avec la matité latérale.

Thorax, 3 litres environ de sérosité dans la plèvre droite, 1 litre 1/2 environ dans la plèvre gauche; de ce côté quelques adhérences anciennes qui soustraient dans quelques points le poumon à la compression du liquide. Celui-ci, de l'un et de l'autre côté, est séreux, transparent, un peu rosé, nullement floconneux.

Le poumon droit offre, à un certain degré, les caractères qui résultent de la compression par un épanchement; il est, du reste, engoué dans quelques points.

Le poumon gauche est à l'état d'hépatisation rouge dans une assez grande étendue; à l'état d'engouement seulement, vers son sommet. Injection des bronches de l'un et de l'autre poumon.

Il n'existe point de tubercules dans le parenchyme de ces organes; mais beaucoup de glandes bronchiques sont tuberculeuses, les unes encore dures, la plupart ramollies, de consistance caséeuse; des masses de ces ganglions, ainsi altérés, se montrent autour des grosses bronches et de la trachée qu'elles compriment notablement.

La muqueuse de la trachée-artère et celle du larynx sont injectées comme celle des bronches. De plus, il existe dans la trachée quelques petits points blancs opaques, semblant des rudiments d'ulcérations; et dans le larynx, sur les cordes vocales inférieures, deux ulcérations intéressant à-peu-près toute l'épaisseur de la muqueuse, mais n'allant point jusqu'aux cartilages. Ceux-ci sont indurés dans quelques points et près de passer à l'état osseux. Les plèvres présentent un fond blanchâtre, hérissé de filaments, quand on place la pièce sous un filet d'eau; les bords rouges se confondent dans l'injection générale du larynx.

Organes centraux de la circulation.

Le péricarde, vu à l'extérieur, offre une teinte rougeâtre; ses parois semblent tout d'abord épaissies. Le cœur, contenu dans son enveloppe, occupe un espace de 12 centimètres de haut en bas, et de 9 centimètres transversalement. Le péricarde étant incisé, on reconnaît facilement que son feuillet pariétal est adhérent au feuillet cardiaque. Avec le scalpel ou avec son manche, et dans quelques points, avec le doigt, on parvient à séparer les deux feuillets de la séreuse. Alors la surface du cœur apparaît recouverte de fausses membranes blanchâtres dans certains points, rougeâtres dans d'autres, assez denses, épaisses de 2 à 3 millimètres. Dans ces fausses membranes sont semés en grand nombre des tubercules arrondis généralement du volume d'un petit pois, d'un blanc jaunâtre, denses offrant à la coupe la consistance des tubercules non ramollis. Ces petits corps semés à intervalles à-peu-près égaux occupent la moitié peut-être de la surface totale.

Le cœur est volumineux, ses cavités droites plus larges qu'à l'état normal, contiennent un caillot mi-parti de fibrine et de cruor, plus fibrineux dans l'oreillette, plus cruorique dans le ventricule. Les cavités gauches contiennent du sang noir semi-liquide, des caillots cruoriques avec quelques traces de fibrine ; nulle part les caillots ne sont adhérents aux parois du cœur; celles-ci sont parfaitement saines.

Orifices libres, peut-être un peu d'induration à la valvule mitrale. Rien aux origines des gros vaisseaux.

Crâne. Membranes injectées et infiltrées; à la partie moyenne et un peu postérieure de la face convexe de l'hémisphère droit, il existe au sein de quelques anfractuosités et dans le tissu de la pie-mère, des magmas tuberculeux, de couleur blanc-grisâtre, de la consistance des tubercules à l'état cru. Au-dessous de ces infarctus qui offrent la forme des anfractuosités, et ne sont point divisés en petites masses globuleuses, on trouve dans un espace de 6 centimètres quarrés, la substance cérébrale ramollie jusqu'à une profondeur de 4 centimètres. La couleur de la pulpe cérébrale ainsi ramollie, est blanche, et devient légèrement rosée en s'approchant de la surface du cerveau; et tout-à-fait en contact avec l'altération des membranes, elle devient d'un rouge violet intense, et offre les caractères de l'apoplexie capillaire.

Il existe, en outre, un certain nombre de tubercules isolés au-dessous de l'arachnoïde, à la surface des circonvolutions, le long du trajet des vaisseaux.

Quelques rares tubercules très-petits sous l'arachnoïde de la convexité à gauche.

A la partie inférieure des lobes cérébraux de l'un et de l'autre côté, on trouve quelques infarctus tuberculeux de la pie-mère; mais ils sont petits et peu nombreux. Il en existe aussi au bord antérieur de la face supérieure du cervelet. Il n'y a rien à noter dans le reste de l'encéphale.

La moelle épinière est examinée 24 heures après l'autopsie générale, 54 heures après la mort. Membranes saines, aucune trace de tubercules; la substance médullaire offre une mollesse cadavérique.

Abdomen. Muqueuse gastrique rosée, quelques vergetures grisâtres vers le grand cul-de-sac. Injection de la muqueuse duodénale. Quelques follicules isolés et agminés tuberculeux, se voient dans le reste de l'intestin. Ganglions mésentériques altérés, tous volumineux, quelques-uns rouges et denses, avec ou sans matière tuberculeuse dans leur intérieur; quelques-uns entièrement tuberculeux.

Foie gorgé de sang.

Dans l'observation précédente on ne retrouve plus les symptômes normaux de la méningite tuberculeuse; les graves désordres qui existaient dans plusieurs organes importants ont seuls, pendant long-temps, manifesté leur existence; ce n'est que pendant les quinze derniers jours de la vie que des accès épileptiformes, et enfin une agitation violente, révèlent l'existence d'une lésion cérébrale.

Si on compare maintenant la lésion des méninges avec celle du péricarde, qui n'a pas causé la mort malgré les fausses membranes épaisses qui le recouvrent et les tubercules volumineux dont elles sont farcies, on restera convaincu, avec M. Valleix, que le développement des tubercules, dans la pie-mère, est une circonstance qui abrège de beaucoup la durée probable de la vie des tuberculeux.

Cette assertion s'applique bien mieux encore à la méningite tuberculeuse des enfants; car, dans presque tous les cas, si la lésion cérébrale n'eût pas existé, les malades auraient eu la chance de vivre encore plusieurs années. Une circonstance commune aux deux faits précédents, c'est l'absence complète de tubercules dans le parenchyme des poumons.

Nous noterons encore ici que, pendant la vie, une série très-variée et très-nombreuse de phénomènes morbides s'est présentée à l'observateur, et que, sur tous les points, le diagnostic a été confirmé par les résultats nécropsiques.

TROISIÈME OBSERVATION.

Brissonnet, Joseph, postillon, âgé de 26 ans, entre à l'Hôtel-Dieu le 9 juin 1841.

Il y a deux ans, chute sur le côté gauche à la suite de laquelle, et dans l'espace de huit jours, s'est opérée une gibbosité anguleuse considérable, qui intéresse les 8.e, 9.e et 10.e vertèbres dorsales, accompagnée d'une légère douleur au côté gauche, qui a toujours persisté jusqu'aujourd'hui. Il a néanmoins continué d'exercer son métier de postillon.

Depuis 15 mois, engorgement considérable des ganglions lymphatiques des deux côtés du cou, de la mâchoire inférieure et des aines.

Il y a onze mois, il est entré à l'hôpital d'Angers avec une paraplégie incomplète sans paralysie de la vessie et du rectum; il y est resté huit mois : plusieurs cautères et moxas ont été appliqués sur les côtés de la colonne vertébrale.

Depuis 5 mois et demi, hernie inguinale droite, (hernie de faiblesse).

Depuis sa sortie de l'hôpital d'Angers, il a marché passablement; mais, depuis 5 jours, la faiblesse des jambes reparaît, le malade accuse une douleur qui circonscrit l'aine droite; la douleur du côté gauche qui avait cessé a aussi reparu.

Depuis le 9 juin, jour de son entrée à l'Hôtel-Dieu de Nantes, jusqu'au 12 juillet, on lui administre l'extrait de ciguë en pilules à dose croissante, depuis 15 jusqu'à 30 centigrammes par 24 heures, et on lui fait appliquer sur les tumeurs du cou des cataplasmes de feuilles de ciguë fraîches, échauffées dans du sain-doux bouillant.

Sous l'influence de ce traitement, les tumeurs lymphatiques ont un peu diminué; mais, du reste, le malade est toujours dans le même état.

12 juillet. Deux cautères sur les côtés de la courbure de l'épine, 3 pilules d'iodure de fer, quart d'aliments, demi-ration de vin rouge (1).

Le 19 juillet, on suspend l'usage de l'iodure de fer, à cause de quelques coliques.

29 juillet. Le malade se plaint que la faiblesse des jambes a augmenté. Depuis deux jours il éprouve une douleur à la hanche gauche; il se plaint aussi de douleurs dans l'abdomen et d'une diminution dans la sensibilité de la peau à la partie inférieure de cette région. La gibbosité est toujours la même que précédemment. La pression sur les apophyses épineuses n'excite pas de sensibilité. Les ganglions cervicaux, quoique notablement diminués, sont encore très-volumineux. Depuis quelques jours, difficulté de retenir les matières fécales, qui sont liquides. Émission des urines lente et plus difficile que de coutume. (On reprend l'usage de l'iodure de fer, qui est continué pendant trois semaines.)

A partir de cette époque, le malade a fréquemment une diarrhée abondante, qui force à le tenir à la diète, malgré des réclamations incessantes d'aliments; on lui administre aussi du laudanum en potions et en lavements.

Jusqu'à la fin d'octobre le malade reste dans le même état, avec des alternatives de mieux et de pire. Dans la première quinzaine de novembre se manifestent des accès de fièvre quotidienne, qui sont facilement supprimés par le sulfate de quinine. Il sort de l'hôpital le 16 no-

---

(1) Les pilules d'iodure de fer employées étaient préparées d'après la formule de Dupasquier de Lyon.

vembre 1841, à-peu-près dans le même état qu'à son entrée, mais un peu plus faible.

Il rentre à l'hôpital le 23 novembre dans l'état suivant: céphalalgie frontale persistant depuis huit jours, s'aggravant chaque soir, s'accompagnant d'un peu de sueur le matin; douleurs lombaires; quelques coliques; langue pâle, blanche vers le centre; bouche amère, anorexie, nausées et vomissements de matières bilieuses la veille de son entrée, constipation, ventre souple et indolent. La chaleur de la peau est naturelle, le pouls lent. (Une bouteille d'eau de sedlitz.)

24 novembre. 3 selles à la suite de la médecine, même état aujourd'hui que la veille. (Saignée br., sang riche non couenneux.)

25. Céphalalgie toujours plus vive surtout lors de l'exacerbation du soir, qui est précédée d'une légère sensation de froid dans les membres inférieurs; peau moite à l'heure de la visite. Du reste, le pouls est tout-à-fait apyrétique aussi bien le matin que le soir. (Potion avec 60 centigram de sulfate de quinine. Frictions avec 75 centigram. d'extrait de belladone sur la région frontale.)

26. Même état. (Même prescription, moins la potion fébrifuge.)

27. La nuit a été plus agitée que les précédentes. La céphalalgie a reparu hier vers 4 heures du soir avec plus d'intensité encore que précédemment; elle arrache des cris au malade. A la visite, il est très-abattu, pousse de petits cris plaintifs; langue pâle, pouls petit, serré, lent (56 pulsations). (Potion avec un gramme de sulfate de quinine, frictions avec la solution d'extrait de belladone.)

28. Même état que la veille. (Huile de ricin, 15 grammes; vésicatoire à la nuque.)

29. La céphalalgie conserve la même intensité; abattement profond, délire pendant la nuit; même état du pouls. (20 sangsues derrière les oreilles, cataplasmes sinapisés aux pieds.)

Le soir, délire avec vociférations, agitation violente toute la nuit.

30. Délire incessant, décomposition des traits du visage, paupières abaissées ne laissant voir que le blanc des yeux, pupilles contractées, mouvements de rotation du globe de l'œil de droite à gauche; carphologie s'accompagnant de quelques soubresauts dans les membres supérieurs; pouls petit, fréquent, peau fraîche. (Frictions avec onguent mercuriel, 60 grammes.)

Mort dans la nuit.

Autopsie faite 24 heures après la mort.

Arachnoïde fortement injectée, très-friable, n'adhérant point à la substance du cerveau, ne contenant point de liquide dans sa cavité, et conservant sa transparence. L'élève interne, M. Botte, qui m'a communiqué les faits relatifs au second séjour du malade à l'Hôtel-Dieu, n'a pas remarqué s'il existait des tubercules dans la pie-mère. Substance cérébrale piquetée, de consistance normale, ventricules latéraux distendus par une assez grande quantité de sérosité limpide.

La colonne vertébrale est courbée à angle droit au niveau de la gibbosité qui intéresse les 8.e, 9.e et 10.e vertèbres dorsales. Le corps de la 9.e, en partie détruit par des tubercules, n'offre plus guère qu'un bord tranchant au lieu de sa face antérieure, tandis que la postérieure a conservé ses dimensions normales; les 2 vertèbres voisines, 8.e et 10.e, ne présentent plus que quelques débris de leur corps détruit presque en totalité par la matière tuberculeuse; les parties osseuses restantes ont acquis la dureté de l'ivoire.

Au niveau de la courbure, la dure-mère vertébrale est un peu épaissie, la moelle elle-même est coudée sans être aplatie ni altérée dans sa substance; au-dessous de l'arachnoïde spinale, dans ce même point, existent quelques tubercules lenticulaires de deux à trois millimètres de diamètre.

Les ganglions cervicaux, inguinaux et mésentériques

sont infiltrés de matière tuberculeuse ; les autres organes n'ont pas été examinés.

Quelque incomplète que soit cette observation, par le défaut d'examen suffisant des organes encéphaliques, je n'ai pas cru hors de propos de la rapporter, à cause des altérations importantes qu'elle présente d'ailleurs : telles que les tubercules trouvés sous l'arachnoïde spinale, et la gibbosité anguleuse due au développement de la matière tuberculeuse dans le corps de trois vertèbres dorsales. Il est, du reste, probable, d'après les symptômes observés pendant la vie, que l'on eût trouvé des tubercules dans la pie-mère cérébrale, si l'attention de l'observateur eût été dirigée sur ce point.

Du diagnostic de la méningite tuberculeuse.

L'incertitude qui règne encore sur bien des points de la pathologie de l'encéphale, se représente à propos de la méningite tuberculeuse. Depuis long-temps, les médecins pensaient que toutes les maladies désignées sous le nom d'inflammation des méninges n'étaient pas de même nature, comme l'attestent les noms de méningite, d'arachnitis, d'hydrocéphale aiguë, qui avaient été inspirés par des formes différentes dans les caractères anatomiques et dans l'expression symptomatique. Depuis ces dernières années, les travaux de MM. Rüfz, Lediberder, Guersant, Valleix, etc., ont réduit la question à des termes beaucoup plus simples. Tous les faits d'hydrocéphale aiguë, presque sans exception, doivent être rapportés aujourd'hui à la méningite tuberculeuse; la seule difficulté qui reste, et parfois encore elle est insurmontable, c'est de distinguer la méningite aiguë simple de celle qui est due à la présence des tubercules.

Voyons, d'après les travaux les plus récents, à quel degré de certitude on peut arriver dans l'état actuel de la science.

Voici le parallèle de ces deux affections, établi par M. Guersant :

« Les caractères symptomatiques de la méningite

simple, aiguë, ne sont pas toujours parfaitement distincts de ceux de la méningite tuberculeuse, et il faut beaucoup d'attention pour ne pas les confondre. Cependant les signes commémoratifs peuvent, dès le début, mettre sur la voie du diagnostic. Il est rare, en effet, quand on interroge avec soin les individus affectés de méningite tuberculeuse, ou ceux qui les entourent, qu'on n'obtienne pas des indications sur quelques traces d'affections strumeuses acquises ou héréditaires, ou que les malades ne révèlent pas quelques symptômes cérébraux antécédents plus ou moins passagers. Dans la méningite simple régulière, au contraire, jamais d'antécédents morbides : la maladie débute constamment d'une manière prompte et instantanée. L'une de ces maladies est donc presque toujours secondaire, l'autre primitive.

» Indépendamment de cette différence dans le début de la maladie, la marche n'est point la même dans les trois périodes de la méningite simple que dans celles de la méningite tuberculeuse. Dans la première période de la méningite simple, les symptômes se dessinent d'une manière plus franche et moins insidieuse que dans la méningite tuberculeuse : elles débutent, l'une et l'autre, par de la céphalalgie, des vomissements et de la constipation; mais la céphalalgie, dans la méningite simple, est continue avec plus ou moins d'intensité, et ne s'exaspère pas sous forme d'élancements qui arrachent des cris aux malades comme dans la méningite tuberculeuse. Les vomissements, quand ils ont lieu, et ils manquent rarement dans la méningite simple, ne sont pas aussi éloignés les uns des autres que dans l'autre espèce de méningite; ils sont, au contraire, rapprochés comme dans les fièvres éruptives. La coloration de la face et la chaleur de la tête ne sont pas sujettes aux variations brusques qu'on observe dans l'inflammation avec granulation des méninges. Dans la seconde période, on observe souvent un ralentissement assez marqué dans la circulation; mais cependant jamais la même irrégularité du pouls et la même inégalité dans la respiration. La somnolence est aussi moins marquée.

» Les divers phénomènes nerveux propres à la seconde période de la méningite tuberculeuse, tels que la contracture ou la rigidité des membres pectoraux, la paralysie incomplète du sentiment et du mouvement, manquent ordinairement et sont remplacés par du délire seulement et de la fièvre. C'est surtout dans la troisième période que la différence est plus marquée : on ne retrouve ni cette dilatation permanente des pupilles, et cette cornée vitrée, avec injection de la conjonctive, ces mouvement nerveux presque cataleptiques, ni ces hémiplégies partielles, ni tous ces désordres de la sensibilité et du mouvement, qui apparaissent alternativement, tantôt d'un côté et tantôt d'un autre, qu'on rencontre presque constamment dans la méningite hydrocéphalique. La somnolence, les soubresauts, les mouvements convulsifs, la carphologie, sont les principaux symptômes qui caractérisent la troisième période de la méningite simple. »

Ecoutons maintenant M. Valleix sur le même sujet (1). Après avoir tracé le tableau de la maladie, il s'exprime en ces termes : « L'indication des moyens de diagnostic est ici une chose difficile; il faudrait, en effet, comparer un certain nombre d'observations dont on serait bien sûr, et dans lesquelles on aurait bien positivement trouvé les produits de l'inflammation, sans se laisser abuser par de fausses apparences, aux observations de méningite tuberculeuse, publiées jusqu'à ce jour ; de cette comparaison seule pourraient ressortir les différences, s'il en existe. C'est avoir déjà beaucoup fait, que d'avoir fait bien connaître un des termes de la comparaison. Il est au moins un fait très-certain, c'est que, jusqu'à présent, depuis que l'attention est fixée sur ce point, dans tous les cas où chez des phthisiques on a trouvé la série de symptômes que j'ai exposée, des granulations tuberculeuses ont été rencontrées dans la pie-mère. Doit-on en conclure qu'il en sera toujours ainsi, et que, dans des circonstances semblables, la méningite sera nécessairement tuber-

(1) Mémoire sur la méningite tuberculeuse des adultes.

culeuse? C'est à une observation plus souvent répétée à répondre positivement à cette question. Tout ce qu'on peut dire, c'est que, jusqu'à ce jour, le diagnostic a été établi d'une manière positive, sans être démenti par les faits.

Les réflexions suivantes, consignées dans une note du mémoire de M. Dance, sur l'hydrocéphale aiguë, rapprochées de ce qui précède, nous semblent tout-à-fait propres à éclairer le point de pathologie qui nous occupe.

Il y a une analogie frappante dans le mode de production, la forme et la marche des principaux phénomènes de l'hydrocéphale aiguë, analogie que nous avons fait pressentir en divers endroits, mais dont il est utile de bien saisir l'ensemble et la généralité. Ainsi, tandis que l'iris offre des mouvements oscillatoires, des phénomènes semblables se manifestent dans la circulation, la respiration, les fonctions intellectuelles, celles de relation et de locomotion. En effet, les variations nombreuses que présente le pouls, sa lenteur, ses irrégularités, sa fréquence; celles de la respiration, qui est ordinairement calme, mais parfois inégale, saccadée, suspirieuse; les alternations de lucidité et de torpeur, de calme et de perversion qu'on observe dans les facultés intellectuelles, celle de force et de faiblesse, de suspension et de retours inattendus qu'on remarque dans l'action musculaire, ne sont-elles pas de véritables oscillations du cœur, des poumons, du cerveau et des organes locomoteurs qui, de même que l'iris, semblent se refuser et obéir tour à tour au principe de sensibilité qui les anime? Or, quoi de plus propre à produire ces effets qu'un épanchement dans les ventricules cérébraux, épanchement qui, variant en quantité et comprimant le cerveau sans le désorganiser, tend à enrayer le jeu de l'innervation, mais sans l'anéantir, et de manière à laisser encore assez de liberté à l'influx nerveux pour se répandre, tantôt en plus, tantôt en moins, sur les divers organes placés sous la dépendance de l'encéphale. Plus tard, vient une époque où le cerveau fléchit sous le poids de la compression et se désorganise; alors, plus d'oscillation dans les phénomènes hydrencéphaliques, qui, dès ce moment, prennent un accroissement successif. L'iris se dilate et reste immobile, le pouls acquiert une fréquence progressive, et bientôt cesse de battre; la respiration devient laborieuse et s'interrompt; le coma, la paralysie font des progrès croissants, et se changent en un état irrévocable. Cette coordination de phénomènes qui, malgré leur nombre et leur variété, nous semblent tous marcher à l'unisson, se rencontrent rarement dans les autres maladies cérébrales, et doit être prise en grande considération dans le diagnostic de l'hydrocéphale aiguë.

Aux considérations qui précèdent, nous croyons qu'on peut encore ajouter les remarques suivantes: Le cerveau et les membranes des sujets morts de méningite tuberculeuse ne présentent jamais l'état d'hyperémie active qui caractérise les inflammations franches et qu'on trouve si fréquemment dans la méningite simple. Les symptômes observés pendant la vie sont entièrement d'accord avec ce fait anatomique. En effet, les alternatives d'un état grave en apparence prochainement mortel, avec un état très-voisin de la santé qui se manifestent surtout dans les formes irrégulières de la méningite tuberculeuse ne sont pas l'expression symptomatique d'une hypérémie active. Ce phénomène est encore bien plus tranché dans les circonstances où l'attaque, qui doit être mortelle, est précédée de plusieurs mois, d'un an et même de plusieurs années par des phénomènes cérébraux effrayants mais passagers, phénomènes qui, surtout chez les jeunes enfants, sont souvent attribués, soit à l'évolution des dents, soit à la présence des vers dans les intestins. L'état des fonctions digestives est encore un point bien digne d'être remarqué. Quel singulier contraste, en effet, que le délire, les soubresauts, la somnolence d'un côté, et de l'autre, la conservation de l'appétit parfois même la voracité et l'accomplissement normal de la digestion. Rien de semblable dans la méningite simple qui, comme toutes les maladies aiguës et fébriles, s'accompagne d'inappétence pendant tout le temps que dure la fièvre.

Le résultat des tentations infructueuses faites par la thérapeutique dans cette redoutable maladie, nous fournit le dernier trait du parallèle que nous établissons ici. Dans les cas qui, par la rapidité de la marche et l'intensité des symptômes, sont le plus propres à en imposer et à faire croire à l'existence d'un état inflammatoire franc, l'emploi des émissions sanguines fait tomber les forces bien plus rapidement que dans la méningite simple et ne produit qu'un soulagement apparent et momentané.

Il ressort de tout ce qui vient d'être dit, que le diagnostic de la méningite tuberculeuse repose plutôt sur l'ensemble des symptômes qui lui appartiennent, que sur la considération de quelques signes saillants et pathognomoniques, comme cela a lieu pour d'autres maladies ; néanmoins ce diagnostic sera possible, nous dirions presque facile dans la plupart des cas, pour celui qui aura bien présentes à l'esprit les considérations que nous avons rapprochées ici pour en faire apprécier la valeur.

Il restera du doute, si le médecin ne peut se procurer les renseignements nécessaires sur les antécédents du malade, s'il a affaire à un enfant jeune, pendant la première dentition, si la marche de la maladie est très-rapide, et s'il examine le malade à une époque très-rapprochée du début de l'affection. Mais, dans ces circonstances encore, la marche de la maladie pourra l'éclairer, pourvu qu'il y prête une sérieuse attention, et il ne se laissera pas abuser par l'apparence d'amélioration qui précède habituellement la troisième période, circonstance qui fait si souvent concevoir aux assistants un espoir qu'il ne doit point partager.

NANTES, IMPRIMERIE DE CAMILLE MELLINET. — 34,918.

www.ingramcontent.com/pod-product-compliance
Lightning Source LLC
LaVergne TN
LVHW050508160826
845677LV00003B/1016

* 9 7 8 2 3 2 9 6 4 0 3 5 8 *